AF309145

NOTICE STATISTIQUE

SUR

L'ALIÉNATION MENTALE

DANS LE

DÉPARTEMENT DU BAS-RHIN

PAR

H. DAGONET,

Médecin en chef de l'asile de Stéphansfeld, professeur agrégé de la faculté de médecine de Strasbourg, membre correspondant de plusieurs Sociétés savantes.

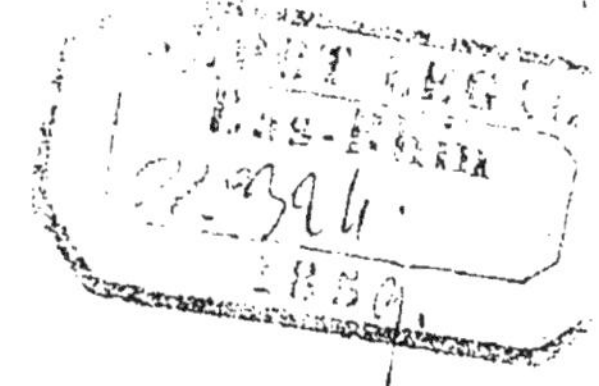

STRASBOURG,

IMPRIMERIE DE G. SILBERMANN, PLACE SAINT-THOMAS, 3.

1859.

NOTICE STATISTIQUE

SUR

L'ALIÉNATION MENTALE

DANS LE

DÉPARTEMENT DU BAS-RHIN.

Les individus atteints d'aliénation mentale comptent pour un chiffre important de la population de tout département, nous pourrons voir, pour ce qui concerne le département du Bas-Rhin, que ce chiffre s'élève à environ 1 sur 609 habitants.

On comprend que tout ce qui se rattache à ces infortunés trouve naturellement sa place dans une œuvre, qui a pour objet de recueillir les documents statistiques relatifs à l'organisation d'un pays.

Des raisons d'humanité, d'autres non moins graves d'intérêt social, rendent indispensable que le sort des aliénés, de ceux surtout qui sont dans l'indigence, soit réglé d'une manière équitable aussi bien pour l'individu privé de sa raison, que pour la société qui a le droit d'être garantie des dommages, auxquels elle ne manquerait pas sans cela d'être à chaque instant exposée.

La loi de 1838 a eu en vue ce double but, tout en cherchant à protéger la sûreté publique, elle s'est efforcée d'entourer les malheureux, atteints d'aliénation, des conditions de bien-être les plus favorables à leur guérison. Dans ce but elle a voulu qu'ils fussent séparés des criminels et des vagabonds, avec lesquels ils étaient confondus, ou de ces malades atteints d'affections plus ou moins hideuses, au contact desquels ils étaient obligés de vivre. Elle s'est appliquée à les faire sortir de cette injuste déconsidération , dans laquelle les avait plongés l'ignorance superstitieuse du moyen âge; et sanctionnant d'une manière éclatante les principes humanitaires proclamés par l'illustre et généreux PINEL, elle a relégué dans un éternel oubli cet effrayant arsenal de moyens barbares , qu'une timidité exagérée avait inventés et mis à pratique. Dès lors furent créés d'importants établissements, où les données de la science se trouvèrent résumées, qui, peu à peu, devinrent l'image de l'ordre ét du travail, et que le visiteur parcourt aujourd'hui en parfaite sécurité , étonné d'y découvrir à chaque pas l'existence de facultés humaines, qu'une raison supérieure a seule besoin de tenir en éveil et de maintenir dans un exercice régulier.

Pour atteindre ce but, la loi a imposé aux départements la charge de pourvoir à l'entretien de leurs aliénés indigents, elle a en même temps obligé les communes à concourir dans une certaine proportion à cette nouvelle dépense. Cette mesure était éminemment sage, elle empêchait les communes, si elles n'eussent eu rien à payer, de chercher à se débarrasser aux dépens du département de malheureux plus ou moins aliénés. Mais il existe peut-être un autre inconvénient de cette disposition financière, c'est que certaines communes s'efforcent par tous les moyens possibles à se soustraire aux obligations que la loi leur impose. Tantôt elles dissimulent certains cas d'aliénation, qui pourraient devenir une charge pour elles, souvent elles provoquent la sortie inopportune de malades placés d'office dans l'établissement départemental. On peut même constater ce singulier résultat, qu'un assez grand

nombre de communes, quelques-unes des plus aisées,
se sont constamment dispensées de toute obligation,
alors même qu'elles avaient des indigents atteints d'a-
liénation mentale et placés dans des conditions qui ren-
daient nécessaire pour eux un traitement spécial.

Ainsi, pour ce qui concerne le Bas-Rhin, 258 communes seulement sur 543 que renferme ce département, ont concouru à l'entretien d'aliénés indigents à
l'asile départemental de Stéphansfeld, depuis la fondation
de cet établissement en 1835. On pourrait penser que
depuis cette époque il n'a existé aucun de ces infortunés dans ces diverses communes, il n'en est malheu-
reusement pas ainsi; nos recherches statistiques nous
permettent d'élever à 112 le chiffre des aliénés actuel-
lement disséminés dans les 245 communes du Bas-
Rhin, qui se sont soustraites à la charge d'une partie
de leur entretien; sur ce nombre on compte environ
65 individus atteints d'idiotie.

Voici d'ailleurs comment se divisent sous ce rapport
les communes du département du Bas-Rhin :

Pour l'arrond. de Strasbourg. . . 62 sur 161 n'ont jamais eu d'aliénés à leur charge.
    —   de Schlestadt. . . 41 sur 114   —
    —   de Saverne . . . . 98 sur 164   —
    —   de Wissembourg . 57 sur 104   —

L'arrondissement de Saverne présente, on le voit,
toute proportion gardée, le plus grand nombre de communes qui jusqu'à présent n'ont pas été imposées pour
concourir à l'entretien d'indigents atteints d'aliénation. Beaucoup cependant ont eu et ont sans doute encore plus ou moins de ces malades. Nous en citerons
quelques-unes au hasard. La commune de Hirschland,
par exemple, dont la population est de 617 habitants,

avait en 1854 quatre aliénés, dont un idiot, celle de Lohr, dans le canton de La Petite-Pierre, renfermait à la même époque sur 607 habitants, trois individus aliénés et un idiot, il est vrai que toutes deux elles possèdent un revenu minime.

Pour l'arrondissement de Schlestadt les communes de Fouchy, Erlenbach, Gertwiller, Heiligenstein, pourraient être l'objet d'observations de même nature, les deux dernières ont relativement un revenu assez important.

On le voit, de graves abus pourraient se produire si l'autorité supérieure n'exerçait à cet égard une surveillance attentive. C'est ainsi que des malheureuses, dont la raison s'était égarée, ont pu devenir l'objet d'une facile convoitise et donner le jour à des enfants eux-mêmes prédisposés à la plus triste des affections. C'est surtout dans ces localités trop parcimonieuses que l'on voit se multiplier les exemples de suicide et les atteintes si nombreuses à la morale et à la sécurité publique. Dans une étude statistique, publiée en 1855, nous avons émis cette opinion, fort discutable d'ailleurs, qu'il serait peut-être préférable de créer un fond spécial pour l'entretien des aliénés indigents, par l'association ou la coopération de toutes les communes qu'elles aient ou non des aliénés à entretenir. Ce concours, équitable dans son but, très-peu onéreux pour les communes, viendrait dégrever celles qui sont véritablement trop obérées. L'on pourrait ajouter que par la force des circonstances, quand l'asile départemental aura acquis son organisation complète, le prix d'entretien sera nécessairement réduit et viendra diminuer d'autant le chiffre du concours communal. L'examen approfondi de cette question ne peut du reste trouver ici convenablement sa place.

Quoiqu'il en soit, la dépense imposée au département et aux communes ne laisse pas que d'être considérable. Le chiffre des indigents entretenu à l'asile de Stéphansfeld s'est, en effet, progressivement accru depuis quelques années.

Cette progression se répartit pendant les cinq dernières années entre les quatre arrondissements du Bas-Rhin de la manière suivante :

	1852	1853	1854	1855	1856
Strasbourg . . .	173	194	194	193	212
Schlestadt . . .	54	58	64	64	65
Saverne	29	34	37	41	38
Wissembourg . .	21	27	27	30	32
Totaux. . .	277	313	322	328	347

Les 347 aliénés indigents traités en 1856 ont occasionné une dépense de 119,615 fr., à laquelle les communes ont concouru pour 20,517 fr., et le département du Bas-Rhin pour 80,950 fr. (*Paupérisme et bienfaisance*, par M. REBOUL, Bas-Rhin 1858, p. 286).

Nous devons ajouter qu'il existe 43 départements en France qui, toute proportion gardée, entretiennent un chiffre d'aliénés plus considérable.

Cette augmentation du chiffre des aliénés traités ne témoigne cependant pas précisément d'un accroissement beaucoup plus considérable du nombre de ces malades. Ainsi que le remarque M. le docteur PARCHAPPE, elle n'est qu'apparente, elle résulte de la prédominance dans les établissements des admissions sur les extinctions. Elle atteste surtout le développement, le perfectionnement de l'assistance publique. Par le fait

de leur destination les asiles doivent nécessairement voir
leur population s'accroître. Le nombre considérable de
déments, de paralysés, d'idiots, d'épileptiques qu'ils
reçoivent, fournit une population fixe qui, chaque année, vient grossir le chiffre des incurables. Il y a lieu
cependant de reconnaître que l'aliénation mentale a dû
faire depuis quelques années un plus grand nombre de
victimes. D'une part les causes d'excitation cérébrale
se sont, pour ainsi dire, multipliées; une véritable
transformation s'est opérée dans nos mœurs et nos
habitudes, transformation rapide en rapport avec les re-
marquables progrès que la science et l'industrie ont réa-
lisés depuis si peu de temps. On doit admettre d'autre
part que les excès de boissons ont été depuis quelques
années beaucoup plus fréquents, particulièrement chez
les hommes. Ces excès sont devenus non-seulement
cause immédiate et directe de certaines formes d'aliénation jusque là presque inconnues, mais ils tendent
encore à s'appesantir sur quelques générations, dont
ils déterminent la dégénérescence morale et physique.
Ainsi, l'*Union médicale* rapportait en 1852, que l'on
compte tous les ans en Allemagne 40,000 morts par
suite d'excès de boissons.

Cependant un fait mérite d'être signalé, c'est que la
proportion d'accroissement de la population des asiles
d'aliénés a diminué dans ces dernières années.

Ainsi, cette proportion d'accroissement de la population des asiles, qui avait été de 1839 à 1844 en moyenne
de 5,85 p. 100 par année, descendait de 1844 à 1849 en
moyenne à 4,89 p. 100, pour n'être plus que de 1849
à 1854 que de 4,24 p. 100 par année. Ce qui permet
de croire que, dans un avenir plus ou moins éloigné,

la population des asiles d'aliénés aura cessé de s'accroître (*Statistique de la France*, t. III , 2e part. , 1857).

Il n'en importe pas moins à une administration désireuse de régler d'une manière équitable les intérêts bien compris du département et ceux des infortunés atteints d'aliénation, de chercher quel est le chiffre approximatif de ces derniers , quelles sont les localités où ils se trouvent plus particulièremeut répandus, et quelles peuvent être les causes spéciales ou générales qui ont favorisé le développemenf des affections mentales.

Cette étude, à laquelle nous allons nous livrer, devra comprendre premièrement la proportion des aliénés comparée à la population du département du Bas-Rhin , leur répartition suivant les arrondissements et les cantons et autant que possible les causes de cette répartition.

Dans une dernière partie nous résumerons succinctement les considérations statistiques générales, d'âge, de culte, de sexe , etc. , qui se rapportent aux aliénés du département du Bas-Rhin , traités à l'établissement de Stéphansfeld depuis 1835 jusqu'en 1858.

Proportion des aliénés comparée à la population du département du Bas-Rhin.

Nous nous aiderons, pour cette étude statistique, des renseignements qui nous ont été fournis en 1854 par les médecins cantonaux du département du Bas-Rhin. Ces relevés par communes et par cantons ont été faits avec une grande exactitude, sur la demande de M. le préfet du département. Ils ont servi de base à un travail que nous avons déjà publié en 1855.

Les trois années qui , depuis cette époque , se sont

écoulées, n'ont pu modifier sensiblement les données du problême, nous pourrons donc les employer cette fois encore pour établir les résultats que nous allons exposer.

Le département du Bas-Rhin renfermait en 1854 tant à Stéphansfeld, que, hors de cet établissement, un nombre d'environ 964 individus atteints d'aliénation, ce qui donne, comparée à sa population, une proportion de 1 aliéné sur 609 habitants.

Si cette même proportion existait pour la France entière, dont la population s'élève, d'après le recensement de 1851, à 35,783,170 habitants, le chiffre des aliénés, y compris celui des idiots, que nous n'avons pas séparé dans notre statistique, s'élèverait à 58,593 au lieu de 46,357, que lui attribue la *Statistique des établissements d'aliénés*, publiée en 1857, p. 23). Cette proportion nous paraît certainement plus probable, en raison de l'exactitude des documents qui nous ont été fournis et qui n'ont pu être rassemblés en 1851 avec le même soin dans tous les départements.

Si ce chiffre était l'expression rigoureuse de la vérité, il en résulterait qu'en France plus des trois cinquièmes des aliénés ne reçoivent pas les soins appropriées à leur situation, puisque le relevé des aliénés traités dans les asiles publics et privés, s'élevait seulement en 1851 à 21,924. Cette dernière proportion est celle qui paraît exister pour les malades du département du Bas-Rhin, dont 372 seulement sur 964 ont été recueillis à l'asile départemental de Stéphansfeld. Dans ce chiffre total de 964, on compte 330 individus atteints d'idiotie à divers degrés, ce qui donne un idiot sur environ 1580 habitants.

S'il a été possible de constater dans quelques cas

une transmission héréditaire particulière, il faut cependant bien reconnaître que l'idiotie a revêtu dans la plupart des circonstances le caractère d'une affection endémique.

C'est spécialement le long des rives du Rhin, dans les cantons de Benfeld, Erstein, Bischwiller, Seltz, etc., que l'on rencontre le plus grand nombre de ces malheureux, au milieu de ces terrains bas et marécageux. à tout moment inondés, où l'air ne possède plus la propriété stimulante indispensable au développement normal de l'organisme. Un remède efficace se prépare cependant à cette triste situation. Des travaux importants de canalisation du Rhin sont en voie d'exécution et doivent avoir pour résultat favorable, tout en venant protéger la population riveraine contre le fléau des inondations, de diminuer le nombre des infortunés atteints d'une des affections les plus affligeantes.

Proportion des aliénés à la population des arrondissements du département du Bas-Rhin.

Les quatre arrondissements du Bas-Rhin se répartissent de la manière suivante, d'après le chiffre proportionnel des aliénés qu'ils renferment.

Arrondissement de Schlestadt, 1 aliéné sur 500 habitants;

Arrondissement de Saverne, 1 aliéné sur 552 habitants;

Arrondissement de Strasbourg, 1 aliéné sur 665 habitants;

Arrondissement de Wissembourg, 1 aliéné sur 787 habitants.

Arrondissement de Schlestadt.

L'arrondissement de Schlestadt est celui qui présente
le chiffre proportionnel le plus considérable d'aliénés
et surtout d'individus atteints d'idiotie, ces derniers
donnent la proportion de 1 sur 800 habitants, sa population s'élève à 139,678 habitants, il comprend huit
cantons, qui se rangent eux-mêmes dans l'ordre suivant :

Cantons.	Nombre des aliénés.	Population du canton.	Proportion des aliénés à la population du canton.		
Benfeld . . .	80	17,750	1 sur	221	habitants.
Villé	42	18,911	—	450	—
Erstein . . .	29	13,448	—	463	—
Barr	42	19,712	—	469	—
Obernai . . .	22	15,510	—	705	—
Rosheim . . .	21	15,079	—	718	—
Schlestadt . .	26	19,185	—	738	—
Marckolsheim[1] .	17	20,083	—	1181	—
Total pour l'arrond.	279	139,678	—	500	—

Le tiers à peine de ces 279 malades ont reçu des
soins à l'asile d'aliénés de Stéphansfeld.

Le canton de Benfeld renferme, on le voit, un nombre
considérable de malades, 65 sur 80 sont atteints d'idiotie plus ou moins complète, affection qui paraît avoir
sa source dans des conditions climatériques défavorables.

Ainsi que le remarque M. le professeur TOURDES
(*Statistique du crétinisme*), quelques communes de ce

---

[1] Le canton de Marckolsheim contient un chiffre d'idiots assez
considérable que nous n'avons pu apprécier d'une manière exacte ;
la proportion indiquée n'est donc juste que pour les individus
atteints d'aliénation mentale proprement dite.

canton, situées plus à proximité du Rhin, sont désolées par les fièvres intermittentes. Leur territoire est infertile et marécageux, la population pauvre est sans industrie. D'autres communes, situées entre le Rhin et l'Ill, présentent, quoique à un degré beaucoup moindre, des cas de goître que l'on peut considérer comme endémique.

Les causes physiques qui ont déterminé l'aliénation mentale, misère, excès, etc., l'ont emporté sur les causes morales. Chez le tiers des malades on a pu constater une prédisposition héréditaire.

Le canton de Villé donne une proportion de 1 aliéné sur 450 habitants. La moitié de ses malades sont atteints d'idiotie.

Ce canton est, on le sait, situé en grande partie dans les Vosges et couvert de vastes forêts ; la fabrication du *Kirschenwasser* est une des principales industries du pays.

Cette région, dit M. le professeur TOURDES, contraste par sa pauvreté, par l'insuffisance des ressources alimentaires avec la richesse des autres parties du canton (*op. cit.*). La misère y est, en effet, parfois tellement grande, que dans quelques communes on a dû à plusieurs reprises, lorsque la récolte est venu à manquer, ouvrir des souscriptions pour subvenir aux premiers besoins des habitants. Les voies de communication ont longtemps manqué entre les montagnes de ce canton, où les habitations éparses et isolées présentent un aspect véritablement sauvage. A l'entrée de la vallée à Scherwiller, on peut observer des cas nombreux de goître et de crétinisme.

Une circonstance pathogénique, importante à noter, c'est que les habitants du val de Villé, souvent mal logés et mal nourris, ajoutent à cette cause déjà si puissante de dégénérescence, l'habitude fâcheuse de consommer une partie des produits qu'ils distillent.

Le canton d'Erstein présente également un nombre d'aliénés assez considérable. Un premier fait à signaler c'est la part importante que la prédisposition héréditaire vient prendre dans le développement de l'aliénation mentale, cette prédisposition s'est particulièrement fait remarquer parmi les familles aisées de cette contrée. Un second fait digne d'être noté, c'est la fréquence même de la lypémanie religieuse ; on observe cette affection dans la grande majorité des cas. Il paraît aussi exister dans quelques parties de ce canton une disposition fâcheuse à la superstition.

Le canton de Barr vient ensuite et donne la proportion de 1 aliéné sur 469 habitants. Les communes de Dambach, Andlau et Barr sont à citer pour le chiffre proportionnel de leurs aliénés, le nombre des hommes l'emporte de beaucoup sur celui des femmes, et la fréquence des excès de boissons paraît être une des causes les plus puissantes du développement de l'aliénation. Ce canton situé au milieu des montagnes est d'ailleurs entouré de conditions hygiéniques très-favorables.

Les cantons d'Obernai, Rosheim, Schlestadt, offrent une proportion à peu près égale, environ 1 aliéné sur 720 habitants. Pour Obernai et Schlestadt les excès de boissons sont signalés comme une des causes fréquentes de maladie.

Le canton de Marckolsheim donne une proportion véritablement restreinte d'individus atteints d'aliénation proprement dite, mais ainsi que nous l'avons fait remarquer, il paraît y exister un chiffre assez notable d'idiots, sourds-muets et crétins. Ce canton occupe à l'entrée du département des terrains bas et faciles à inonder, qui s'étendent entre le Rhin et l'Ill ; il est un de ceux qui renferment le plus de goîtreux.

Nous y avons observé quelques cas de démonomanie, affection assez rare de nos jours.

Arrondissement de Saverne.

L'arrondissement de Saverne vient après celui de Schlestadt, et présente la proportion de 1 aliéné sur 552 habitants. Le chiffre des individus atteints d'idiotie s'y montre également avec une certaine fréquence, 1 sur 1150 habitants. Tous ces malades se répartissent dans la moitié environ des diverses communes.

Voici comment se divisent les cantons de cet arrondissement :

Cantons.	Nombre des aliénés.	Population du canton.	Proportion des aliénés à la population du canton.	
Drulingen . .	38	15,173	1 sur	399 habitants.
Bouxwiller . .	35	16,766	—	479 —
Marmoutier . .	25	13,279	—	531 —
Saverne . . .	29	17,561	—	601 —
Saar-Union . .	25	15,416	—	616 —
La Petite-Pierre.	22	14,539	—	660 —
Hochfelden . .	25	17,145	—	686 —
Total pour l'arrond.	199	109,879	—	552 —

Le canton de Drulingen présente le plus grand nombre d'aliénés, 1 sur 399 habitants, plus du tiers sont atteints d'idiotie.

Les cantons de Bouxwiller et de Marmoutier offrent une proportion à peu près égale de 1 aliéné sur environ 500 habitants. Depuis quelques années le nombre de ces malades paraît s'être accru particulièrement dans la commune de Bouxwiller.

Les quatre derniers cantons présentent la proportion de 1 aliéné sur environ 650 habitants. Les trois quarts des malades sont affectés d'idiotie.

Quatre communes du canton de Saverne sont atteintes de goître et de crétinisme dans des proportions encore notables; cependant, depuis une trentaine d'années, l'endémie paraît y faire un nombre bien moins grand de victimes (professeur TOURDES).

Arrondissement de Strasbourg.

Cet arrondissement donne la proportion de 1 aliéné sur 665 habitants. Plus des trois quarts reçoivent à l'établissement de Stéphansfeld des soins appropriés à leur situation. Le chiffre des individus, atteints d'idiotie, est moins considérable que dans les arrondissements précédents, et s'élève à peine à 1 sur 2600 habitants.

Cantons.	Nombre des aliénés.	Population du canton.	Proportion des aliénés à la population du canton.		
Brumath . . .	76	23,302	1 sur	306	habitants.
Geispolsheim .	37	18,218	—	492	—
Strasbourg . .	127	75,565	—	594	—
Haguenau . .	36	23,790	—	660	—
Truchtersheim .	16	14,209	—	888	—
Wasselonne . .	20	19,161	—	953	—
Molsheim. . .	22	23,731	—	1074	—
Bischwiller . .	21	27,389	—	1304	—
Schiltigheim. .	12	18,797	—	1566	—
Total pour l'arrond.	367	244,172	—	665	—

Le canton de Brumath, puis celui de *Geispolsheim*, présentent un chiffre d'aliénés assez considérable; un grand nombre appartiennent à la classe aisée; dans la moitié des cas il existait une prédisposition héréditaire.

Les communes d'Illkirch, Plobsheim, Eschau, renferment, au contraire, un chiffre notable d'individus atteints d'idiotie. Ces communes sont sujettes à de fréquentes inondations. Situées sur des bas-fonds humides à proximité du Rhin ou de la rivière de l'Ill, elles sont pour ainsi dire exposées à une humidité permanente, qui paraît favoriser le développement de diverses affections endémiques, scrofule, fièvres intermittentes, etc.

La ville de Strasbourg qui forme le canton de ce nom offre une proportion de 1 aliéné sur 594 habitants. Presque tous ses malades sont traités à l'établissement de Stéphansfeld.

Les cantons Nord, Sud et Est, qui comprennent la banlieue de Strasbourg, situés à proximité du Rhin, et dont le territoire est soumis à des causes fréquentes d'humidité, présentent quelques cas d'idiotie. On en rencontre très-peu dans la ville elle-même. Ainsi que nous le faisons remarquer plus loin, le chiffre des femmes aliénées l'emporte sur celui des hommes.

La prédisposition héréditaire se rencontre chez le sixième des malades, elle est plus fréquente du côté des femmes, chez lesquelles on remarque également la prédominance des causes morales.

Les excès de boissons, beaucoup plus fréquents du côté des hommes, s'observent dans le septième des cas.

Chez les femmes les affections chlorotiques, si communes dans les grands centres de population, les désordres de la menstruation, qui en sont la conséquence fréquente, comptent pour un septième parmi les causes déterminantes de l'aliénation mentale.

La ville de Strasbourg, au tiers protestante, aux deux tiers catholique, voit dans la présence de ces deux cultes une source particulière de surexcitation morale. L'exaltation religieuse s'observe dans le huitième de toutes les causes qui ont développé l'aliénation.

Le canton de Haguenau offre la proportion de 1 aliéné sur 660 habitants, les trois quarts des malades appartiennent à la ville même de Haguenau, dont la population atteint presque la moitié de celle que présente le canton tout entier.

La lypémanie suicide y a été observée avec une fréquence relativement considérable.

Les autres cantons offrent une proportion restreinte. Si, pour celui de Bischwiller, l'aliénation proprement dite se fait remarquer d'une manière peu fréquente, il n'en est pas de même pour le crétinisme. M. le professeur TOURDES estime que près de la moitié des communes seraient atteintes à divers degrés de cette affligeante dégradation.

Les communes de Dahlunden et de Neuhœusel, sur une population totale de 1034 habitants, renfermeraient 21 crétins, 1 sur 50 habitants.

Hâtons-nous d'ajouter que la génération actuelle semble échapper en grande partie à cette triste maladie. Des travaux de canalisation, de desséchement et d'autres améliorations introduites dans cette partie de l'arrondissement viennent de plus en plus réduire l'étendue du fléau.

Arrondissement de Wissembourg.

L'arrondissement de Wissembourg renferme une proportion de 1 aliéné sur 787 habitants. Le tiers seulement de ces malades reçoivent à l'établissement de Stéphansfeld les soins que réclame leur situation.

Les divers cantons, comparés entre eux, donnent les proportions suivantes :

Cantons.	Nombre des aliénés.	Population du canton.	Proportion des aliénés à la population du canton.		
Niederbronn. .	34	21,013	1 sur	618 habitants.	
Wissembourg .	23	16,130	—	701	—
Seltz	23	16,668	—	724	—
Lauterbourg . .	11	9,177	—	822	—
Soultz-s.-Forêts.	20	18,400	—	940	—
Wœrth . . .	8	12,337	—	1512	—
Total pour l'arrond.	119	93,705	—	787	—

Dans le canton de Niederbronn nous trouvons à noter les communes d'Oberbronn et de Reichshoffen dont le chiffre considérable de malades est presque entièrement composé de femmes.

La commune de Seltz, appartenant au canton de ce nom, renferme une proportion notable d'idiots, 1 sur 285 habitants. La cause de cette endémie paraît tenir, d'après M. le docteur BERNAUER, médecin cantonal, à la situation même de la commune à proximité du Rhin, bordée de ce côté par des terrains marécageux et entourée de forêts des deux autres côtés. Ces conditions hygiéniques défavorables sont incontestablement une cause puissante de la dégénérescence que nous venons de signaler.

La carte ci-contre résume d'une manière à peu près complète, et permet d'embrasser en quelque sorte d'un seul coup d'œil les résultats statistiques que nous venons d'exposer succinctement.

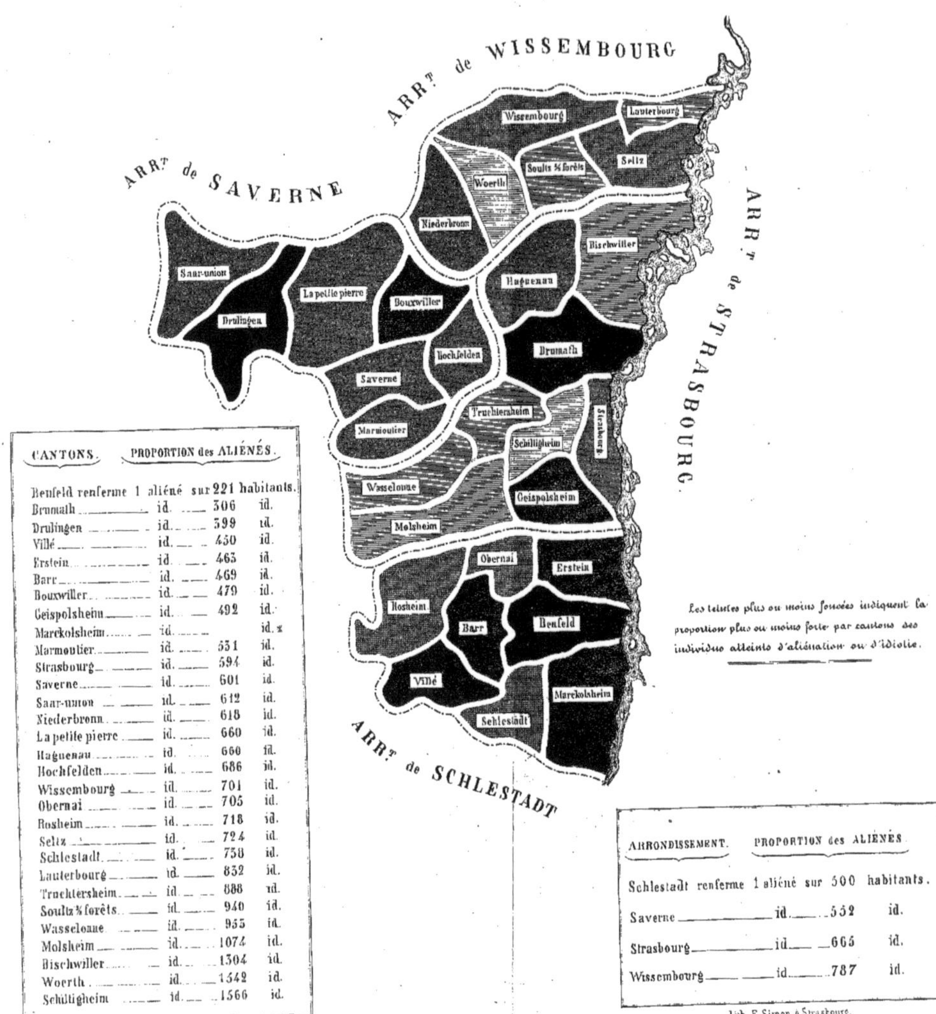

CANTONS.	PROPORTION des ALIÉNÉS.		
Benfeld renferme	1 aliéné sur	221	habitants.
Brumath	id.	306	id.
Drulingen	id.	399	id.
Villé	id.	450	id.
Erstein	id.	463	id.
Barr	id.	469	id.
Bouxwiller	id.	479	id.
Geispolsheim	id.	492	id.
Marckolsheim	id.		id. ✻
Marmoutier	id.	531	id.
Strasbourg	id.	594	id.
Saverne	id.	601	id.
Saar-union	id.	612	id.
Niederbronn	id.	618	id.
La petite pierre	id.	660	id.
Haguenau	id.	660	id.
Hochfelden	id.	686	id.
Wissembourg	id.	701	id.
Obernai	id.	705	id.
Rosheim	id.	718	id.
Seltz	id.	724	id.
Schlestadt	id.	758	id.
Lauterbourg	id.	832	id.
Truchtersheim	id.	888	id.
Soultz s/s forêts	id.	940	id.
Wasselonne	id.	955	id.
Molsheim	id.	1074	id.
Bischwiller	id.	1304	id.
Woerth	id.	1542	id.
Schiltigheim	id.	1566	id.

✻ Le canton de Marckolsheim renferme un chiffre d'idiots
assez considérable qu'il n'a pas été possible d'apprécier.

ARRONDISSEMENT.	PROPORTION des ALIÉNÉS.		
Schlestadt renferme	1 aliéné sur	500	habitants.
Saverne	id.	552	id.
Strasbourg	id.	665	id.
Wissembourg	id.	787	id.

Lith. E. Simon à Strasbourg.

Considérations statistiques.

*Aliénés du département du Bas-Rhin traités à l'asile dé-
partemental de Stéphansfeld, depuis 1835 jusqu'en
1858.*

Si nous jetons un coup d'œil rapide sur les aliénés
du département du Bas-Rhin, traités à l'asile départemental de Stéphansfeld depuis 1835, époque de sa fondation, jusqu'en 1858, nous trouvons quelques résultats statistiques intéressants à résumer.

Le chiffre des malades traités pendant cette longue
période s'est élevé à 1584, 814 hommes et 770 femmes.

Sexe.

On voit tout d'abord que le chiffre des hommes présente un excédant de 44 sur celui des femmes, en
d'autres termes que les hommes offrent la proportion
de 51 p. 100 et les femmes de 49 p. 100 malades. Cette
proportion est à peu près celle qui est donnée dans
l'ouvrage que nous avons déjà cité sur la statistique de
France (Berger-Levrault, imprimeur, 1857).

Or, dit l'auteur de cette statistique, comme il existe
plus de femmes que d'hommes dans la population totale
de la France, on peut conclure avec une grande pro-
babilité que la folie est une maladie à laquelle l'homme
est plus particulièrement prédisposé que la femme.

Nous admettons cette conclusion, mais avec la res-
triction que les hommes sont plus prédisposés aux
formes graves du délire symptomatique, de lésions céré-
brales, démence, paralysie générale et que les femmes
présentent au contraire une prédisposition plus grande
aux formes essentielles de l'aliénation mentale, manie,
lypémanie, etc.

On remarque dans le même ouvrage que la supériorité numérique du sexe masculin est bien moins grande dans le département de la Seine que dans l'ensemble de la population, sans qu'il soit possible de donner l'explication d'une semblable différence.

Cette remarque nous l'avons faite également pour ce qui concerne particulièrement la ville ou le canton de Strasbourg comparé aux autres villes ou cantons du département. Ainsi, tandis que nous comptons 259 admissions d'hommes venus de Strasbourg, le chiffre des femmes s'est élevé à 302, un huitième en plus. Cette différence s'observe dans les agglomérations importantes de population, où des industries spéciales viennent attirer un nombre de femmes relativement plus considérable; remarquons aussi avec un médecin distingué que les agglomérations de population paraissent être particulièrement fatales aux femmes. La substitution de la vie industrielle aux travaux agricoles est un mal dont on peut constater chaque jour les funestes effets. D'une part la moralité y trouve un écueil et d'autre part nous voyons surgir dans cette classe un cortège protéiforme de maladies nerveuses, qui autrefois y étaient parfaitement inconnues. L'aliénation mentale, par suite d'anémie chlorotique, devient de jour en jour plus fréquente. Le mariage est trop souvent un marché qui n'est pas à la portée de tout le monde, beaucoup d'hommes sont contraints, par calcul, à rester célibataires, et nous ne devons pas être étonnés si les causes de séduction se multiplient avec l'exagération industrielle. Aussi combien de situations ne voit-on pas se dénouer par la dégradation ou la folie (RENAUDIN, *Compte rendu de la Société médicale de Nancy*, 1858).

État civil.

Au point de vue de l'état civil nos 1584 malades se divisent en 942 ou 59 p. 100 célibataires, 522 ou 32 p. 100 mariés, 120 ou 7 p. 100 veufs.

L'influence du célibat, comme cause prédisposante générale de l'aliénation mentale, est un fait incontestable, admis depuis ESQUIROL par les médecins aliénistes. Ainsi, tandis que pour toute la France on compte 1 aliéné sur 528 célibataires, âgés d'au moins quinze ans (la folie ne se produisant que très-rarement avant cet âge), on trouve pour les veufs 1 sur 942 et pour les individus mariés seulement 1 sur 1523. Le mariage paraît donc être une des conditions favorables à la conservation.des facultés mentales.

L'influence du célibat semble être encore plus pernicieuse pour les hommes que pour les femmes ; ainsi , tandis que nous trouvons pour les premiers 73 célibataires sur 100 aliénés, nous comptons seulement pour les dernières 56 p. 100.

La ville de Strasbourg présente cependant sous ce rapport une différence remarquable. Le nombre des femmes célibataires à été de 58 p. 100 aliénés, et celui des hommes s'est élevé seulement à 52 p. 100 Nous avons indiqué plus haut les fâcheux inconvénients que le séjour des grandes villes avait surtout pour les femmes, assujetties à des occupations sédentaires trop souvent insuffisantes pour subvenir à leur existence et qui , soustraites à l'air vivifiant des campagnes, se trouvaient encore exposées à diverses causes de séduction.

Age.

Nos 1584 malades se divisent d'après leur âge au moment de l'admission de la manière suivante :

113	7 p. 100 ou 1 sur	14	aliénés avaient moins de 20 ans.		
338	21	—	5	aliénés étaient âgés de 20 à 30 ans.	
460	29	—	3	—	de 30 à 40 ans.
383	24	—	4	—	de 40 à 50 ans.
175	11	—	9	—	de 50 à 60 ans.
115	7	—	14	aliénés avaient plus de 60 ans.	

L'aliénation mentale, rare avant l'âge de vingt ans, est un fait véritablement exceptionnel avant la puberté, c'est à la période moyenne de la vie, entre trente et quarante ans, qu'elle fait le plus grand nombre de victimes. C'est à cette époque de la vie ou l'homme est entré dans le plein exercice de ses facultés, que se multiplient pour lui les causes de luttes et de passions.

Ajoutons aussi que la prédisposition héréditaire après avoir traversé, sans exercer son influence, les premières périodes de la vie, paraît agir avec beaucoup moins d'intensité à mesure que l'homme devient plus avancé en âge.

Une remarque importante à faire, c'est que le nombre de femme aliénées, avancées en âge, est plus considérable que celui des hommes. Ce fait s'explique naturellement si l'on considère que la démence paralytique vient abréger plus souvent l'existence de l'homme et que beaucoup plus de femmes deviennent aliénées à l'époque de l'âge critique, vers cinquante ans.

Culte religieux.

Nos 1584 aliénés du Bas-Rhin se divisent d'après le culte religieux auquel ils appartiennent en 1011 catholiques, 488 protestants et 85 israélites.

Nous avons établi dans de précédents relevés statistiques que la proportion la plus forte des individus atteints d'aliénation s'était rencontrée chez les israélites, puis chez les protestants, les catholiques présenteraient environ deux cinquièmes d'aliénés en moins que les premiers et un cinquième en moins que les seconds.

Peut-on admettre que telle forme du culte religieux exerce dans le sens de l'aliénation une influence générale plus marquée que telle autre. Faut-il admettre avec Mgr Gerbet, que le catholicisme, en soumettant l'esprit de chaque homme à la tradition des dogmes révélés, le protége contre l'individualisme qui, en isolant l'intelligence, en la livrant à elle-même sans règle préservatrice, devient par cela même un principe de désordre ; que le protestant qui a chez lui sa Bible, qui a le droit de l'interprêter, ne peut toujours le faire sans danger ; que les rabbins, eux aussi, ne sont plus entourés de ce pieux respect qui était attaché autrefois au caractère sacerdotal, puisque leur pouvoir ne peut rien pour le salut des âmes [1].

Nous croyons, pour ce qui concerne le département du Bas-Rhin, qu'il faut surtout tenir grand compte de l'influence héréditaire. Les familles qui professent un culte différent s'unissent rarement entre elles, presque toujours les mariages se contractent entre individus reconnaissant le même culte religieux. Or, le nombre des israélites, puis celui des protestants, est plus restreint dans notre département que celui des catholiques. Il en résulte que cette grande loi de croisement, si nécessaire au point de vue de l'hygiène, reçoit une application trop restreinte pour les israélites d'abord, puis pour les familles protestantes.

Il semble exister un rapport général entre telle forme d'aliénation mentale et tel culte religieux, ainsi la manie,

[1] L'abbé Ph. Gerbet, *Dogme régénérateur*. Paris 1853, p. 68. M. Surninger, *Des consistoires israélites de France.* Paris 1820, p. 32.

la forme d'aliénation la plus fréquente pour les trois cultes se montre, proportion gardée, plus souvent chez l'israélite.

La mélancolie, moins fréquente chez ce dernier, présente des proportions à peu près égales pour les catholiques et les protestants.

La monomanie ambitieuse s'observe d'une manière prédominante chez les israélites d'abord, puis chez les protestants.

La démence, au contraire, cette maladie si redoutable, se manifeste, au contraire, moins fréquemment du côté des israélites.

Ces remarques ont surtout pour objet de faire voir comment les formes particulières de l'aliénation mentale peuvent avoir leur raison d'être dans l'idio-syncrasie morale de l'individu, à la formation de laquelle prennent une si grande part diverses circonstances extérieures, l'éducation, les mœurs, le culte religieux et les influences si variées du milieu environnant.

Causes de l'aliénation mentale.

Les causes qui viennent présider au développement de l'aliénation mentale sont de diverses sortes, ou bien elles résultent d'une prédisposition héréditaire, ou bien elles sont de nature morale ou physique. Voici comment elles se divisent chez nos 1584 malades :

	Hommes.	Femmes.	Total.
La cause est restée inconnue chez.	217	178	395
Causes morales	219	248	467
Causes physiques	266	187	453
Prédisposition héréditaire . . .	112	157	269

Les causes morales, plus fréquentes chez les femmes, se trouvent en tête de notre tableau, on les rencontre chez les deux cinquièmes des aliénés. On sait qu'elles comprennent les passions dépressives de toutes sortes, les chagrins domestiques, les revers de fortune, la perte de personnes aimées, les inclinations contrariées, les illusions déçues, l'exaltation religieuse, etc. C'est une douleur qui est au fond du délire de chaque aliéné, a dit le docteur GUISLAIN. C'est, en effet, une exception bien rare que de voir la folie survenir à la suite d'un excès de bonheur.

Il est une cause particulière de surexcitation cérébrale pour le département du Bas-Rhin, et qui résulte de la présence même de cultes religieux différents. L'exaltation religieuse s'est montrée dans le dixième des causes morales, une fois sur 21 aliénés venus du département du Bas-Rhin, naturellement cette cause se rencontre d'une manière plus spéciale dans quelques localités.

Causes physiques.

Les causes physiques viennent ensuite avec une fréquence beaucoup plus grandes du côté des hommes.

Elles comprennent, on le sait, les diverses lésions qui affectent l'organe cérébral, blessures, coups, tumeurs, etc., certaines fièvres graves, quelques troubles fonctionnels de la respiration, de la circulation, de la digestion; chez la femme les anomalies de la menstruation et l'état puerpéral sont encore rangées dans la même catégorie.

En tête des causes physiques qui viennent déterminer l'aliénation mentale, on trouve particulièrement chez les hommes les excès de boisson.

Ces funestes excès comptent pour un septième de toutes les influences qui viennent déterminer l'aliénation, et comme on les remarque exceptionnellement chez les femmes, on peut affirmer que pour le départe‑ ment du Bas-Rhin le quart environ des hommes devenus aliénés ont été victimes de cette déplorable habitude.

L'alcool, introduit dans l'organisme, produit d'abord quelques effets momentanés, une simple excitation maniaque, qui disparaissent aisément à mesure que diminue elle-même de l'économie la substance toxique qui a été ingérée.

Mais si les excès viennent à se répéter, ils ne tardent pas à déterminer des lésions graves, particulièrement localisées à la surface même du cerveau, exsudats plastiques, opacités, adhérences des méninges, etc. L'affaiblissement des facultés, des accidents de paralysie, en sont la conséquence fâcheuse.

D'après quelques auteurs (Bock, Rokitanski) l'usage continu de l'eau-de-vie peut modifier profondément la nutrition du cerveau, ainsi que celle du foie, du cœur, des muscles même; la graisse venant à prédominer dans le sang, finit par s'accumuler dans ces organes, dont elle gêne et affaiblit les fonctions.

Prédisposition héréditaire.

Cette prédisposition s'est rencontrée 22 fois sur 100, avec une prédominance marquée du côté des femmes.

Les auteurs sont loin d'être d'accord sur la fréquence de cette cause, tandis que pour les uns elle se montrerait dans la moitié des cas, pour d'autres elle se produirait seulement dans le septième.

Chez la moitié de nos malades la transmission héréditaire a eu lieu directement par le fait du père et de la mère, deux fois sur trois le côté maternel a prédominé. L'expérience semble justifier cette remarque de M. le docteur BAILLARGER, que les cas les plus graves de transmission héréditaire ont lieu par le fait de la mère.

Il existe des faits authentiques nombreux dans la science où l'on voit cette prédisposition sauter une génération pour s'appesantir sur la génération suivante : par exemple, des grands parents aux petits enfants. Enfin, le principe héréditaire peut se remarquer simplement dans la branche collatérale, oncles, tantes, frères et sœurs.

La question de l'hérédité ne saurait être prise en trop sérieuse considération, l'attention des familles doit être attirée sous ce rapport d'une manière spéciale, autant que possible elles doivent éviter certaines unions qui auraient pour résultat infaillible d'augmenter encore une fâcheuse prédisposition.

Non-seulement l'aliénation mentale elle-même, mais encore toutes les causes qui viennent affaiblir le système nerveux des parents, peuvent exercer une influence pernicieuse sur la constitution morale des enfants.

Cette transmission fatale se révèle quelquefois dès le jeune âge par certaines anomalies de caractère, quelques penchants précoces, dont il est souvent bien difficile d'arrêter le fatal développement. L'influence héréditaire a quelquefois besoin pour déterminer la folie de l'action de certaines évolutions organiques, telles que la puberté, l'âge critique, d'autrefois elle agit seule ou bien se manifeste à l'occasion d'affections organiques légères. Dans ce dernier cas, les accès d'aliénation sont placés sous la dépendance absolue de la maladie physique, celle-ci guérie, le délire ne tarde pas à disparaître. Ce sont ces accidents névropathiques que l'on range dans la classe des folies sympathiques.

Disons-le de suite, il est heureux pour un grand nombre de ces infortunés que la prédisposition hérédi-taire ne soit pas précisément un obstacle à la cessation des manifestations délirantes.

La guérison a eu lieu chez le tiers de nos malades atteints de prédisposition héréditaire, et s'est maintenue pendant un espace de temps souvent prolongé, sans doute la prédisposition persiste et les rechutes pourront encore se reproduire sous l'influence de circonstances plus ou moins surexcitantes.

C'est alors que la prophylaxie doit intervenir, et que le patronage, exercé avec une bienveillance intelligente, devient pour de pauvres convalescents, en butte à tant de causes de surexcitation, un secours efficace et un appui sérieux pour éviter l'écueil contre lequel viendrait à chaque instant se heurter leur raison encore chancelante.

Formes d'aliénation.

Les formes d'aliénation, dont nos malades ont été atteints, se divise de la manière suivante :

	Hommes.	Femmes.	Total.		
Monomanie . . .	65	39	104	6 p. 100 aliénés.
Lypémanie. . . .	170	239	309	19	—
Manie	285	307	592	36	—
Démence et paralysie.	194	126	320	20	—
Folie épileptique . .	63	32	95	6	—
Idiotie	37	27	64	4	—
Total . .	814	770	1584		

La monomanie, qui repose essentiellement sur une exagération du sentiment de la personnalité, s'est montrée plus fréquemment chez les hommes et a présenté des chances de guérison peu nombreuses. Le cin-

quième à peine des malades atteints de cette affection
se sont rétablis.

La lypémanie, qui a pour caractère principal l'exagération morbide des sentiments dépressifs, a atteint le
cinquième de tous nos malades, avec une prédominance
marquée du côté des femmes.

Cette différence est surtout sensible pour la ville de
Strasbourg, qui nous a envoyé 95 femmes lypéma-
niaques et seulement 46 hommes. Nous avons déjà vu
que les causes morales qui viennent produire spécialement cette affection, sévissent précisément avec plus
d'intensité sur les femmes dans les grands centres de
population.

La guérison a eu lieu dans le tiers environ des cas.

La manie occupe dans notre tableau le chiffre le plus
élevé, elle s'est montrée relativement plus fréquente
dans un âge peu avancé, entre vingt et trente ans, le
nombre des hommes, atteints de cette maladie, a été à
peu près égal à celui des femmes. Les deux cinquièmes
de tous nos maniaques se sont rétablis, cette proportion eut été certainement plus favorable si un grand
nombre d'individus n'étaient pas soignés à une époque
déjà ancienne de leur maladie.

La démence s'est présentée chez le cinquième environ
de tous les aliénés, traités à Stéphansfeld, elle a eu son
chiffre le plus élevé entre quarante et cinquante ans.
Cette affection, plus commune chez les hommes, s'est
aussi montrée chez eux à un âge moins avancé que
chez les femmes. Les excès de boissons ne sont pas sans
doute étrangers à ce fâcheux résultat.

Les individus atteints de *folie épileptique* et d'*idiotie*,
forment relativement un nombre d'individus restreint.
Nous avons déjà vu que l'idiotie se rencontre à l'état

endémique, dans quelques contrées situées à proximité du Rhin.

Guérisons.

Si l'on vient à examiner quelle est la proportion des guérisons obtenues sur tous nos malades traités depuis 1835, et atteints de l'une des formes d'aliénation susceptibles de guérison, on trouve que cette proportion s'est élevée à 34 p. 100, un peu plus du tiers.

Un tiers de toutes les guérisons a été obtenu dans les trois premiers mois de traitement, pour un sixième seulement le traitement a dû se prolonger pendant plus d'une année. 64 malades p. 100 ont guéri lorsqu'il a été possible de les soigner dans le premier mois de leur maladie; la proportion descend à 40 p. 100 quand la maladie a déjà duré plus de trois mois, et à 27 p. 100 quand elle existe depuis plus d'une année.

Le docteur JACOBI, un des médecins aliénistes les plus distingués de l'Allemagne, a lui-même constaté qu'il était possible d'obtenir dans les deux premiers mois de la maladie 80 guérisons sur 100 individus atteints d'une des formes essentielles de l'aliénation mentale; après deux ans, ajoute-t-il, les guérisons deviennent tout à fait exceptionnelles.

Ces chiffres démontrent amplement combien l'aliénation mentale présente des chances de guérison quand elle est traitée à temps, et combien sont regrettables les hésitations de quelques familles qui perdent un temps précieux pour faire soigner leurs malades.

Le tableau suivant résume les données statistiques qui ont servi de base à la seconde partie de notre travail.

Tableau comprenant les aliénés du Bas-Rhin par arrondissements et par cantons traités à l'Asile départemental de Stephansfeld depuis 1836 époque de sa fondation jusqu'en 1858.

(Grand tableau manuscrit — chaque catégorie est subdivisée en h*. = hommes et* f*. = femmes. Pour la lisibilité il est reproduit ci-dessous en quatre sous-tableaux par groupe de colonnes ; « – » rend un point/case vide de l'original ; les lignes « Σ h/f » donnent les sous-totaux manuscrits et les lignes « Totaux » les totaux d'ensemble.)*

Âge

Arr.	Canton	Avant 20 ans h	f	20 à 30 h	f	30 à 40 h	f	40 à 50 h	f	50 à 60 h	f	après 60 h	f
Strasbourg	Strasbourg	20	20	47	50	70	76	66	78	29	48	27	30
	Wasselonne	2	3	7	6	6	9	13	3	3	3	2	1
	Bischwiller	1	2	9	4	7	9	6	7	2	3	–	1
	Haguenau	1	1	7	7	10	9	6	7	5	3	2	3
	Molsheim	2	2	6	4	12	7	6	6	2	1	3	–
	Brumath	6	5	10	6	10	8	8	9	–	2	1	2
	Geispolsheim	2	1	4	2	13	5	4	4	2	1	1	1
	Schiltigheim	3	–	3	6	7	5	3	2	4	2	–	1
	Truchtersheim	1	1	3	2	5	4	6	4	1	1	–	–
	Σ h/f	38	35	98	87	140	132	118	120	48	64	36	39
	Totaux	73		188		272		238		112		75	
Saverne	Bouxwiller	2	–	7	5	9	6	2	3	4	2	1	3
	Drulingen	3	1	3	–	2	1	4	3	–	1	1	–
	Hochfelden	3	1	3	4	6	3	3	4	2	–	2	2
	Marmoutier	1	–	6	3	3	2	3	1	1	–	–	–
	La Petite-Pierre	1	2	1	5	4	1	1	–	2	3	–	–
	Sarre-Union	2	3	3	–	2	–	4	2	1	2	1	–
	Saverne	1	–	3	5	10	7	10	7	1	3	–	1
	Σ h/f	13	4	25	22	36	20	27	20	11	13	5	6
	Totaux	17		47		66		47		24		11	
Wissembourg	Lauterbourg	–	1	1	3	1	1	–	1	1	1	–	–
	Niederbronn	–	3	2	9	3	6	7	6	1	2	–	2
	Seltz	2	1	4	–	1	3	2	3	2	–	1	1
	Soultz-sous-Forêts	–	3	2	1	3	4	–	–	2	1	1	1
	Wissembourg	3	–	–	7	6	5	6	3	–	1	1	–
	Woerth	–	–	–	–	–	3	3	1	3	–	–	–
	Σ h/f	5	8	9	23	17	20	19	14	6	5	5	5
	Totaux	13		33		37		33		11		10	
Schlestadt	Barr	1	–	6	5	13	5	8	8	4	3	–	2
	Benfeld	–	–	2	7	4	3	2	4	1	2	–	3
	Erstein	–	1	8	2	5	6	5	8	–	3	–	–
	Marckolsheim	–	1	6	1	4	3	4	3	1	–	–	1
	Obernai	–	–	7	–	6	4	10	6	–	–	2	–
	Rosheim	–	–	3	2	2	3	4	2	1	–	–	–
	Schlestadt	3	2	6	10	14	11	8	4	3	2	2	1
	Villé	–	1	3	6	7	5	2	3	2	–	–	–
	Σ h/f	5	3	41	33	55	40	34	34	17	11	9	10
	Totaux	10		74		93		68		28		19	
	Total général h/f	61	52	173	165	268	192	197	188	82	93	31	82
	Total général	113		338		460		385		175		113	

État civil & Religion

Arr.	Canton	Célibataires h	f	Mariés h	f	Veufs h	f	Catholiques h	f	Protestants h	f	Israélites h	f
Strasbourg	Strasbourg	135	176	111	86	13	40	152	170	94	123	13	9
	Wasselonne	19	18	14	6	–	4	19	13	11	10	3	2
	Bischwiller	16	11	7	13	2	2	10	18	14	11	1	–
	Haguenau	19	22	9	6	3	2	27	28	1	1	3	1
	Molsheim	19	13	11	3	1	4	28	19	3	–	–	1
	Brumath	23	16	8	14	1	2	19	21	11	8	2	3
	Geispolsheim	16	6	9	6	1	2	18	8	6	5	1	1
	Schiltigheim	14	11	5	3	1	2	11	6	9	8	–	1
	Truchtersheim	12	7	6	5	–	–	10	8	7	3	–	–
	Totaux	660		222		80		582		325		55	
Saverne	Bouxwiller	18	11	7	4	–	4	4	2	20	18	1	2
	Drulingen	8	4	4	4	–	1	3	1	10	6	–	–
	Hochfelden	10	7	6	6	3	1	11	7	5	5	3	2
	Marmoutier	10	4	3	2	–	–	11	6	–	–	2	1
	La Petite-Pierre	7	8	1	3	1	–	3	6	5	5	1	–
	Sarre-Union	10	2	3	1	–	1	8	2	4	2	1	–
	Saverne	12	12	13	12	–	1	23	22	1	–	3	5
	Σ h/f	75	48	37	32	5	8	63	45	45	33	9	5
	Totaux	120		69		13		108		80		14	
Wissembourg	Lauterbourg	3	5	–	1	1	1	–	–	4	6	–	–
	Niederbronn	5	19	8	8	–	1	7	13	5	10	–	–
	Seltz	8	6	3	2	1	–	10	4	2	2	–	–
	Soultz-sous-Forêts	8	7	1	3	–	1	6	–	3	4	–	–
	Wissembourg	8	13	5	2	3	1	9	8	7	6	–	–
	Woerth	1	4	6	1	–	–	3	3	4	1	–	–
	Σ h/f	33	54	23	17	5	4	39	34	21	23	–	–
	Totaux	87		40		9		75		44		17	
Schlestadt	Barr	19	16	13	8	–	2	20	17	10	6	–	2
	Benfeld	9	10	2	3	–	3	9	16	–	3	–	–
	Erstein	14	11	4	9	–	–	14	18	4	2	–	–
	Marckolsheim	12	6	3	2	1	1	12	6	3	2	–	–
	Obernai	20	7	1	3	–	–	20	7	2	–	–	–
	Rosheim	12	7	4	1	–	–	12	7	1	–	–	–
	Schlestadt	23	20	13	10	1	2	36	31	2	4	–	–
	Villé	12	10	2	3	–	2	12	11	2	4	–	–
	Σ h/f	105	80	51	40	5	13	138	110	21	18	6	2
	Totaux	185		91		18		248		39		7	
	Total général h/f	586	456	191	231	37	83	531	480	243	245	40	45
	Total général	1042		422		120		1011		488		85	

Formes d'aliénation

Arr.	Canton	monomanie h	f	lypémanie h	f	manie h	f	Démence h	f	Idiotie h	f	folie épileptique h	f
Strasbourg	Strasbourg	21	21	46	98	66	96	26	64	12	9	28	17
	Wasselonne	3	5	6	8	9	6	7	1	1	3	–	2
	Bischwiller	–	–	5	10	7	11	8	2	3	3	2	–
	Haguenau	1	–	11	11	12	13	7	3	–	–	1	–
	Molsheim	2	2	5	3	16	11	3	3	–	–	1	6
	Brumath	–	–	9	12	17	16	3	2	1	2	1	–
	Geispolsheim	1	–	9	5	11	3	3	1	–	–	–	1
	Schiltigheim	2	–	3	3	10	9	5	3	1	1	1	1
	Truchtersheim	–	–	3	–	6	9	6	5	1	–	–	–
	Σ h/f	25	39	97	152	162	176	128	88	9	17	40	19
	Totaux	64		249		338		216		26		59	
Saverne	Bouxwiller	8	3	7	6	6	7	4	3	2	–	1	–
	Drulingen	2	–	2	4	2	3	3	–	–	2	1	2
	Hochfelden	2	–	6	4	7	6	3	1	1	–	–	–
	Marmoutier	–	–	4	–	4	6	4	–	2	–	2	–
	La Petite-Pierre	3	1	2	4	2	4	2	1	–	1	–	–
	Sarre-Union	6	3	1	2	4	1	4	–	2	–	–	1
	Saverne	5	4	5	7	3	6	7	8	3	–	6	–
	Σ h/f	15	5	26	31	34	34	25	12	9	2	6	1
	Totaux	20		59		68		37		11		7	
Wissembourg	Lauterbourg	–	1	2	–	–	3	–	4	1	–	1	–
	Niederbronn	–	7	3	10	8	14	1	1	–	2	1	2
	Seltz	2	1	2	1	6	3	2	3	1	–	–	–
	Soultz-sous-Forêts	2	4	3	7	2	–	1	–	1	–	1	–
	Wissembourg	7	6	8	8	2	2	1	3	1	–	1	–
	Woerth	4	2	3	4	1	–	–	–	–	1	1	–
	Σ h/f	4	3	12	18	23	40	8	6	4	3	5	5
	Totaux	7		30		68		14		9		8	
Schlestadt	Barr	2	2	9	9	14	9	6	2	–	–	1	1
	Benfeld	–	–	2	4	4	10	2	3	–	–	1	1
	Erstein	–	–	2	4	9	8	3	4	1	3	–	–
	Marckolsheim	–	–	2	3	10	3	2	1	–	–	–	1
	Obernai	1	–	6	6	6	7	2	4	–	–	1	–
	Rosheim	–	–	3	2	4	3	4	1	–	–	–	1
	Schlestadt	2	2	9	9	14	8	7	7	2	–	7	7
	Villé	–	2	2	3	12	11	2	4	–	2	–	–
	Σ h/f	17	6	33	38	61	57	33	20	5	3	12	9
	Totaux	23		71		118		53		8		21	
	Total général h/f	65	39	170	239	285	307	194	126	37	27	63	30
	Total général	104		409		592		320		64		93	

Causes — Total par arrondissement — Total général

Arr.	Canton	inconnues h	f	héréditaires h	f	physiques h	f	morales h	f	Total par arrond. h	f	Total général
Strasbourg	Strasbourg	71	78	27	45	96	77	68	102	259	302	561
	Wasselonne	3	4	6	8	9	3	18	10	33	25	58
	Bischwiller	7	10	3	8	9	5	6	3	25	26	51
	Haguenau	7	10	2	4	11	3	11	11	31	30	61
	Molsheim	7	2	6	3	6	5	12	10	31	30	61
	Brumath	4	4	9	10	7	7	12	11	32	32	64
	Geispolsheim	11	3	1	2	6	4	8	5	26	14	40
	Schiltigheim	7	2	2	4	5	2	6	8	20	16	36
	Truchtersheim	3	6	2	3	7	–	6	4	18	12	30
	Σ h/f	123	118	68	87	156	108	136	164	475	477	
	Totaux	243		155		264		300		952		962
Saverne	Bouxwiller	6	2	4	6	8	2	7	9	25	19	44
	Drulingen	5	–	5	3	–	1	3	2	13	6	19
	Hochfelden	6	4	2	4	8	2	3	4	19	14	33
	Marmoutier	4	–	2	3	5	1	2	2	13	6	19
	La Petite-Pierre	3	1	2	4	2	3	2	3	9	11	20
	Sarre-Union	6	3	3	–	2	1	2	–	13	4	17
	Saverne	5	4	5	7	3	6	12	8	25	25	50
	Σ h/f	35	14	23	27	24	16	31	28	117	85	
	Totaux	49		50		44		59		202		202
Wissembourg	Lauterbourg	1	1	1	1	1	2	2	4	4	7	11
	Niederbronn	–	7	3	10	8	7	2	4	13	28	41
	Seltz	1	1	4	1	3	5	4	1	12	8	20
	Soultz-sous-Forêts	4	4	–	2	3	1	2	4	10	19	20
	Wissembourg	3	10	8	7	2	3	3	1	24	23	32
	Woerth	2	2	–	2	2	–	3	1	7	5	12
	Σ h/f	11	16	10	19	24	23	16	17	61	75	
	Totaux	27		29		47		33		136		136
Schlestadt	Barr	7	3	4	5	14	8	7	7	32	21	53
	Benfeld	–	4	5	3	3	7	1	5	9	19	28
	Erstein	6	6	6	7	2	4	4	3	18	20	38
	Marckolsheim	4	1	2	2	6	1	4	4	16	8	24
	Obernai	8	2	–	–	10	3	5	4	23	8	31
	Rosheim	6	2	1	–	4	3	2	3	12	8	20
	Schlestadt	12	10	2	7	7	6	8	7	37	32	69
	Villé	3	2	7	8	2	2	1	–	14	15	29
	Σ h/f	46	30	21	24	58	40	36	39	161	133	
	Totaux	76		45		98		75		294		294
	Total général h/f	217	176	142	127	266	187	219	248	814	770	
	Total général	393		269		453		467		1584		1584

(En marge droite, signature manuscrite verticale ; au bas du tableau, cachet encré « …IMP… ».)

www.ingramcontent.com/pod-product-compliance
Ingram Content Group UK Ltd.
Pitfield, Milton Keynes, MK11 3LW, UK
UKHW021653090726
13657UKWH00004B/1948